AF402143

QUELQUES CONSIDÉRATIONS

SUR LES

PLAIES DE LA MAIN

PRODUITES PAR LES MACHINES A BATTRE

PAR

Hyacinthe QUESNEL,

Docteur en médecine de la Faculté de Paris,
Ex-prosecteur de l'École de médecine de Rennes,
Ancien interne de l'Hôtel-Dieu de la même ville,
et lauréat des concours :
Mention honorable 1874-1875,
Mention 1875-1876,
Médaille d'argent (prix de Clinique) 1876.

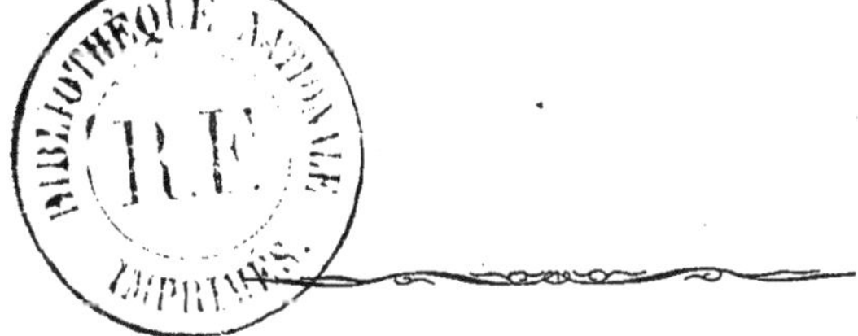

PARIS

LIBRAIRIE LE POULTEL

9, RUE VICTOR COUSIN, ET 17, RUE CUJAS

1877

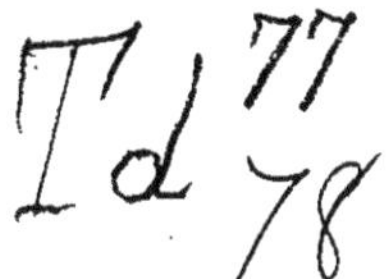

QUELQUES CONSIDÉRATIONS

SUR

LES PLAIES DE LA MAIN

PRODUITES PAR LES MACHINES A BATTRE

AVANT-PROPOS.

La mécanique, en faisant une heureuse application de ses découvertes à l'industrie et à l'agriculture, a contribué puissamment, par toutes ses productions, à la gloire et à l'ornement de notre siècle ; mais elle a ajouté au domaine chirurgical une foule de plaies contuses qui peuvent faire pendant à celles produites par les armes de guerre. Elle a fourni aux chirurgiens civils l'occasion d'étudier les symptômes et les complications de ces plaies, avec délabrements si larges et si étendus, dont ils ne se faisaient une idée que par la lecture des monographies empruntées à la chirurgie militaire. Les machines agricoles, en particulier, font chaque année un grand nombre de victimes, et par la violence de leur traumatisme produisent souvent des désordres très-profonds. Car, ce n'est pas seulement au point d'application, mais également bien loin de ce point, du point où l'action s'est produite, où la force s'est exercée, où la violence s'est appliquée que les effets de ces causes se font sentir.

Pendant deux ans, nous avons pu voir et observer à l'Hôtel-

Dieu, de Rennes, en qualité d'interne, un grand nombre de plaies produites par les machines à battre, et nous avons jugé à propos d'en faire le sujet de notre thèse inaugurale.

Nous ne nous dissimulons pas la difficulté de cette étude, aussi n'avons-nous nullement la prétention de traiter la question à fond ; nous avons seulement voulu utiliser les observations que nous avons pu faire, et mettre à profit les sages conseils que nous avons reçus.

Les batteuses peuvent occasionner un grand nombre d'accidents : ceux qui leur sont communs avec d'autres machines ne nous occuperont pas ; seules les plaies qu'elles peuvent produire au membre supérieur et qui leur sont propres, feront l'objet de notre étude. Nous parlerons de leur mécanisme, de leur anatomie pathologique et de leurs symptômes, de leur marche et de leur durée, de leurs complications et enfin de leur traitement.

Qu'il nous soit permis, avant de commencer, de remplir un devoir de reconnaissance en remerciant publiquement M. le docteur Dayot, professeur de Clinique chirurgicale à l'Hôtel-Dieu de Rennes, des sages conseils qu'il a bien voulu nous donner pour notre thèse et de la bienveillance qu'il n'a jamais cessé de nous témoigner.

MÉCANISME.

Nous croyons utile de décrire, tout d'abord, en quelques lignes, les parties de la batteuse qui occasionnent les plaies dont nous nous occupons : le mode de production sera ensuite très-facile à expliquer.

La machine à battre les céréales, généralement adoptée dans les campagnes, se compose, en principe, d'une tambour-batteur, comprenant deux disques assemblés sur un arbre et réunis par des traverses méplates en fer, sur lesquelles viennent s'ajuster des lames ou dents.

Au-dessous de ce tambour-batteur est placé le contre-batteur qui, le plus généralement, offre une surface lisse. Ce contre-batteur est mobile autour d'un axe et est arrêté à demeure par un boulon, mobile dans une rainure, de manière à permettre un rapprochement plus ou moins grand du contre-batteur, du cylindre-batteur, suivant la nature et le volume des gerbes soumises à l'effet de l'appareil.

Chaque batteur est muni d'une table d'alimentation sur laquelle on jette les gerbes dont on veut extraire le grain.

Un homme est chargé de faire glisser la paille et de l'engager entre le tambour et le contre-batteur. Deux causes alors peuvent occasionner l'accident. Tantôt l'une des gerbes est trop considérable pour l'ouverture du batteur; l'ouvrier fait un effort et la main, triomphant de la résistance qu'oppose le volume de la gerbe, se trouve saisie par le tambour. Tantôt, l'activité au travail sous un soleil ardent, le pousse à user démesurément des boissons; il n'a plus conscience alors du danger et devient victime de ses imprudences. Ses doigts sont d'abord accrochés par la machine et dès lors il lutte avec toute l'énergie de ses forces pour les retirer, mais en vain; le tambour qui tourne avec rapidité les attire dans le sens de son mouvement. Il résulte de cette lutte entre deux forces agissant en sens contraire que les tissus mous de la face dorsale des doigts portés au delà de leur élasticité naturelle se déchirent; mais la main n'en continue pas moins pour cela de s'engager entre le batteur et le contre-batteur qui la compriment et l'écrasent.

En résumé, ces plaies sont toujours produites par l'action combinée de l'arrachement et de l'écrasement : leurs caractères qui, pour cette raison sont presque toujours semblables, vont maintenant attirer un peu notre attention.

ANATOMIE PATHOLOGIQUE ET SYMPTOMES.

La plupart des malades qui entrent dans les hôpitaux avec des accidents de ce genre, ont, presque toujours, la main gauche intéressée, et, parmi les doigts de cette main, ce sont surtout l'index, le médius et l'annulaire qui sont affectés. Le dos de la main n'échappe pas ordinairement à l'action du batteur : la peau et les tissus sous-jacents sont alors déchirés et on observe quelquefois des fractures de métacarpiens. Exceptionnellement enfin, la lésion remonte jusqu'à l'articulation du poignet qui est ouverte largement et offre des surfaces articulaires écrasées. D'une manière générale, on trouve dans ces plaies des déchirures, une attrition considérable des tissus mous et le plus souvent des fractures comminutives des os voisins.

La peau du dos de la main doublée d'un tissu cellulaire très-lâche, très-peu adhérente par conséquent aux tissus sous-jacents, suit les mouvements de la machine et non ceux du membre qui lutte pour se dégager. Parvenue à la limite de son élasticité, elle se déchire et s'enlève circulairement sur la face dorsale d'une ou de plusieurs phalanges et quelquefois de la main.

La partie antérieure n'étant pas soumise aux dents du tambour et étant seulement comprimée par une surface lisse, est presque toujours respectée.

Toujours plus étendue que le corps qui la produit, la plaie est contuse au suprême degré ; le pourtour est déchiqueté, bleuâtre ; une teinte livide en occupe les bords jusqu'à une certaine distance ; elle est due à une contusion violente et à une infiltration de sang qui, comme nous le verrons dans l'obervation XI peut remonter jusque sur la face postérieure de l'avant-bras. Entre les bords de la peau, on voit des brins de paille, de petits fragments de grains, de petits pelotons adi-peux de graisse que la pression a fait sortir des aréoles du tissu cellulaire.

On aperçoit sur ces larges surfaces, privées de téguments et recouvertes de caillots sanguins noirâtres, des débris d'apo-névroses et de tissu cellulaire, des artères et des veines déchi-rées, des extrémités de tendons extenseurs des doigts arrachés de leur gaîne et dénudés dans une grande étendue. Les artères collatérales, situées sur le côté des doigts, sont souvent proté-gées par les os des phalanges et elles conservent ainsi assez souvent leur intégrité.

C'est peut-être une des raisons pour lesquelles ces vastes délabrements des doigts guérissent avec autant de rapidité.

Là ne se bornent pas, dans l'immense majorité des cas, les lésions observées : le squelette, lui aussi, a eu à souffrir de l'énorme pression exercée entre le cylindre-batteur et le contre-batteur. Les os des phalanges et des métacarpiens s'écrasent d'autant plus facilement qu'ils sont essentiellement composés à leurs extrémités de tissu spongieux, et on observe souvent au fond de la plaie une foule d'esquilles osseuses. Les articu-lations des phalanges entre elles peuvent aussi participer aux désordres, leurs surfaces être disjointes et mises à découvert.

Ces plaies offrent les symptômes suivants : à la vue de sa main broyée, le blessé tombe dans un état de prostration considérable : sa face est pâle, son pouls petit et il survient quelquefois une syncope. La nuit qui suit l'accident est géné-ralement mauvaise ; il y a de l'agitation, surtout lorsque l'individu est nerveux et qu'il a des antécédents alcooliques.

Les douleurs ne sont pas en rapport avec ce qu'on devrait attendre de semblables dilacérations de tissus dans une région aussi sensible que l'est la main. Le plus souvent, le blessé ressent des tiraillements et des élancements qui, suivant les gaînes tendineuses des extenseurs des doigts et des nerfs radial et cubital, vont retentir jusqu'au coude et à l'épaule. D'autres fois, il n'éprouve dans ses doigts qu'une sensation de fourmilment.

La quantité de sang répandue au moment de l'accident est généralement peu considérable et ceci pour deux raisons : le dos de la main est bien moins riche en vaisseaux sanguins que la face palmaire et, à l'exception des collatérales des doigts qui sont souvent épargnées, il n'y a que quelques branches de peu d'importance qui peuvent être ouvertes. Mais admis que la lésion remonte jusqn'au poignet, et que les artères de la face dorsale soient intéressées, l'hémorrhagie. dans ce cas encore, sera peu considérable. La solution de continuité de l'artère, en effet, est le résultat de l'action combinée de la déchirure et de la contusion, et ses parois, à cause de l'inégalité de leur élasticité, se rompent les unes après les autres : l'externe, qui cède en dernier lieu, ferme en s'allongeant le calibre du vaisseau. Aussi, le sang coule seulement en nappe, et une légère compression sur le dos de la main suffit pour l'arrêter.

MARCHE ET DURÉE.

Ces plaies, contuses au dernier point, se comportent généralement très-bien, et on s'étonne vraiment de voir des désordres aussi profonds être réparés en un temps relativement très-court.

La réaction inflammatoire apparaît dès le deuxième ou le troisième jour de l'accident ; bientôt la suppuration s'établit franchement.

Les eschares de la peau et des tissus mous sous-jacents, dés esquilles osseuses s'éliminent peu à peu.

D'énormes bourgeons charnus apparaissent et envahissent les espaces interdigitaux qu'ils finiraient par combler, si on ne prenait la précaution d'interposer des linges cératés.

Deux mois ou deux mois et demi suffisent en général à la réparation de ces plaies, mais le tissu inodulaire qui, à ce moment, est très-saillant, se rétracte peu à peu et, au bout de quelques mois, les doigts ont un volume moindre qu'ils n'avaient avant l'accident.

Les mouvements ne sont plus conservés, il est vrai, dans les articulations des phalanges intéressées, elles s'ankylosent ; les doigts aussi sont d'abord raides, mais à l'aide d'un peu d'exercice ils finissent par se fléchir à angle droit sur la main et sont encore d'un grand secours.

Ainsi se comportent les accidents qui font l'objet de notre étude lorsqu'ils suivent leur marche naturelle, ceux que, fort heureusement, nous avons le plus souvent observés à l'Hôtel-Dieu de Rennes. Mais des complications sérieuses viennent quelquefois retarder la guérison et même mettre en péril la vie du blessé : nous les passerons successivement en revue.

Avant d'en aborder l'étude, nous citerons, parmi nos observations de plaies simples, celles qui nous ont paru être le plus intéressantes.

OBSERVATION I.

Communal (Jean-Marie), 24 ans. Constitution bonne.

8 août. Ce jeune homme a eu la main gauche prise entre le batteur et le contre-batteur d'une machine. Le carpe et le métacarpe ont été épargnés. On observe seulement de légères excoriations sur l'auriculaire ; l'annulaire, le médius et l'index sont contus profondément dans toute leur étendue. La peau est décol-

lée, les tendons extenseurs sont déchirés, les os des phalanges en partie écrasés, et des caillots de sang siégeant au fond de la plaie lui donnent un aspect gris noirâtre.

Traitement. — On lave la plaie avec grand soin pour la débarrasser des corps étrangers (brins de paille) et on l'enveloppe de compresses trempées dans l'eau froide.

Le 9. La douleur qu'éprouvait le malade hier soir était due probablement surtout à la présence des corps étrangers. Aujourd'hui, il ne sent plus qu'un engourdissement.

Même traitement, 2 degrés, cidre 2.

Le 10. L'état du blessé est excellent; douleur presque nulle. On lave la plaie à grande eau et on voit s'éliminer des lambeaux de peau, de tissu cellulaire, de tendons et des esquilles osseuses.

Même traitement.

Le 11. La peau est un peu rouge au pourtour de la plaie et il y a aussi un peu de douleur. T. 37°,8. P. 92.

Traitement. — Lavages phéniqués et larges cataplasmes sur toute la main recouverte de plumasseaux de charpie imbibés d'une solution phéniquée au 100°.

Le 12. La rougeur existe toujours, les bourgeons charnus sont grisâtres. T. 37°,9'; P. 90.

Même traitement.

Le 13. Les bords de la plaie sont moins rouges, moins tendus, moins douloureux; les bourgeons charnus reprennent un bon aspect. T 37°,6; P. 80.

Traitement. — On revient au pansement phéniqué.

Les 14-15. Rien de particulier à noter.

Les 17-25. La douleur qui avait été un peu plus vive les premiers jours du nouveau pansement a disparu. Les trois doigts écrasés pendent comme des masses de chair lorsqu'on vient à élever le bras. Les bourgeons charnus englobent les différents sièges de fractures et remplissent les espaces interdigitaux. Aussi, pour empêcher leur adhérence, on interpose des linges cératés.

Traitement. — Lavage à grande eau et pansement phéniqué.

Les 26-28. Le malade va très-bien; T. 37°,5; P. 80. L'état local est des plus satisfaisants. Les débris de tissu cellulaire, de tendons

ayant disparu, la face dorsale des doigts offre l'aspect d'une vaste
plaie couverte de bourgeons charnus de laquelle se détachent de
petits fragments de phalanges. Même traitement.

Les 28-31. Rien de particulier à noter ; état général et état local
excellents. Pansement phéniqué.

1-6 septembre. Le pourtour de la plaie n'est ni rouge ni tuméfié,
ni douloureux. L'auriculaire qui n'avait été atteint que très-super-
ficiellement est guéri. Sur les autres doigts, il y a une suppuration
abondante.

Les 7-15. La mobilité anormale, qu'on constatait dans les différents siéges de fractures de phalanges, commence à diminuer
grâce au tissu formé par les bourgeons charnus. De petites esquilles
osseuses se détachent.

Traitement. — On réprime les bourgeons charnus avec le crayon
de nitrate d'argent ; lavages et pansement phéniqués.

Les 15-25. Le blessé a un appétit excellent ; la plaie diminue
chaque jour d'étendue. Même traitement.

Les 25-30. Les doigts diminuent de volume mais sont cependant
au moins moitié plus gros qu'avant l'accident. L'annulaire et le
médius sont complètement cicatrisés. Même traitement.

Les 1er-8 octobre. La face dorsale de l'index est presque complètement cicatrisée ; on n'y remarque plus qu'une petite plaie au
niveau de la troisième phalange.

Le 9. Le malade sort guéri ; mais ses doigts ont encore un
volume considérable ; le blessé les fléchit un peu sur la paume de
la main.

OBSERVATION II.

Hubert (Jean-Marie), 24 ans. Constitution robuste.

18 août. Le tiers inférieur et médian de la face dorsale de la
main gauche est intéressé ; le troisième et le deuxième métacarpien sont fracturés. De plus, deux doigts sont atteints ; le médius
est en bouillie et l'index est fracturé en plusieurs endroits ; la
deuxième et la troisième phalange de l'annulaire sont fracturées.
Sur la face dorsale de la main, on trouve des brins de paille, les
tendons de la face dorsale des doigts du milieu qui sont déchirés,

des caillots de sang et l'extrémité d'une grosse veine qui est libre dans une étendue de cinq à six centimètres.

Traitement. — Lavages de la plaie avec l'eau à la température de la salle ; on enveloppe ensuite la main dans deux compresses imbibées d'eau froide que l'on a soin de renouveler toutes les deux heures.

Le 19. M. Dayot lave soigneusement la plaie mais laisse à la nature le soin d'éliminer le doigt perdu, disant qu'il n'y a aucun profit à user du bistouri. La douleur n'est pas très-vive, la main est plutôt engourdie. Même traitement.

Le 20. La douleur est presque nulle ; l'appétit commence à revenir. La peau n'est ni rouge ni brûlante ; T. 37°,4 ; P. 70.

Traitement. — Lavages phéniqués et pansement avec plumasseaux de charpie trempés dans la solution au 100ᵉ.

Le 21. On voit dans la plaie un magma gris jaunâtre de tissu cellulaire et de tendons sphacelés, de caillots de sang et d'esquilles osseuses. Même traitement.

Le 22. Le doigt médius a déjà une teinte noirâtre qui indique qu'il est déjà sphacélé ; mais, on se garde de le couper, car ce serait mettre une plaie vive au milieu de ce foyer purulent. T. 37°,5 ; P. 80. Même pansement.

Le 23. Le doigt sphacelé est tombé. La douleur est un peu plus vive aujourd'hui ; les bords de la plaie sont rouges et la peau est chaude. T. 37°,9 ; P. 90. On met sur la plaie des plumasseaux de charpie imbibés d'eau phéniquée et on l'enveloppe de cataplasmes.

Le 24. La rougeur et la douleur sont moins vives. T. 37°,8 ; P. 88. Même traitement.

Le 25. Etat de la plaie excellent ; plus de rougeur. T. 37°,5 ; P. 70. Des esquilles osseuses et des eschares de peau et de tissu cellulaire se détachent ; les bourgeons charnus commencent à se montrer. Même pansement.

Le 26. Rien de particulier à noter ; on revient au pansement phéniqué.

Le 27. La douleur est un peu plus vive ; l'état local est excellent, l'état général bon. Même traitement.

Les 28-31. Rien à noter.

1-4 septembre. Le jeune blessé a eu un peu de diarrhée, mais la plaie va toujours bien. Le deuxième métacarpien fracturé est mobile et l'index n'étant plus retenu alors à son extrémité supérieure vient tomber sur le pouce. L'annulaire, à cause d'une fracure siégeant sur le quatrième métacarpien, vient tomber sur l'auriculaire. On rapproche ces deux doigts, l'un de l'autre, à l'aide de bandelettes de diachylon. Même traitement.

Les 4-8. Les bourgeons charnus englobent les différents siéges de fractures ; la plaie a un très-bon aspect.

Traitement. — Lavages et pansement phéniqués.

Les 8-15. Rien de particulier à noter, sinon que les doigts annulaire et index sont moins mobiles et tiennent un peu à leur place respective.

Les 15-25. La cicatrisation marche avec rapidité et on est obligé de recourir au crayon de nitrate d'argent pour réprimer les bourgeons charnus. Même pansement.

4 octobre. Rien de particulier à noter dans la marche de la plaie ; les doigts et le dos de la main sont presque complètement cicatrisés.

Le 15. Le blessé quitte l'hôpital.

OBSERVATION III.

Divet (Pierre), 23 ans. Constitution robuste.

19 août. Ce jeune homme a eu la main gauche prise dans le tambour d'une batteuse. Quatre doigts ont été atteints ; l'auriculaire n'a que des excoriations superficielles ; sur l'annulaire, on trouve une contusion très-profonde dans toute l'étendue, une fracture de la troisième phalange et l'articulation de la première avec la deuxième phalange ouverte. Les deux dernières phalanges du médius sont broyées et réunies seulement par quelques lambeaux de peau ; l'articulation de la première avec la deuxième phalange de l'index est ouverte. Sur le dos de la main, on voit une excoriation peu étendue et des traces d'une légère contusion. Comme toujours, la face palmaire des doigts est épargnée et les artères collatérales sont intactes. La douleur n'est pas très-vive.

Traitement. — On débarrasse la plaie de ses corps étrangers et, après l'avoir lavée, on l'enveloppe dans des compresses trempées dans l'eau froide.

Le 20. Le malade a assez bien reposé cette nuit et aujourd'hui la douleur a complètement disparu. Même traitement.

Le 21. L'état général du blessé est excellent; il en est de même de la plaie : rien ne laisse à désirer. T. 37°,5; P. 70. Point de rougeur, point de douleur, point de tuméfaction. Même pansement.

Le 22. Rien de particulier à noter.

Le 23. Ce matin, les bords de la plaie sont rouges, tendus et douloureux ; l'aspect de la solution de continuité est aussi plus grisâtre. T. 37°,9; P. 92. On remplace le premier pansement par des cataplasmes.

Le 24. La plaie est toujours grisâtre; les bourgeons charnus ont perdu leur rougeur. L'appétit est conservé, la peau un peu chaude. T. 37°,8; P. 80; point de frissons. De petites esquilles osseuses s'éliminent avec des débris de peau, de tissu cellulaire et de tendons. Même traitement.

Le 25. Les bourgeons charnus sont redevenus plus rouges; la tuméfaction s'étend sur toute l'étendue de l'avant-bras qui est rouge et douloureux. T. 38°,2; P. 94. On lave soigneusement la plaie, on la recouvre de plumasseaux de charpie imbibés de solution phéniquée ; on met par-dessus de larges cataplasmes jusqu'au coude.

Les 26-28. L'avant-bras est moins tendu ; la rougeur diminue ; la suppuration est de très-bonne nature ; des esquilles osseuses se détachent. Les deux phalanges du médius, qui étaient broyées et retenues seulement par des lambeaux de peau, se sont sphacelées et sont tombées. T. 38°,3 ; P. 90. Même pansement.

Les 29-30. L'avant-bras est toujours tendu et douloureux. Le malade a de la diarrhée et un peu de fièvre, pas de frissons. T. 38",2; P. 90; l'état de la plaie est bon.

1er-2 septembre. T. 37°,5; P. 76: la tension et la douleur on disparu le long de l'avant-bras. D'énormes bourgeons charnus enveloppent les siéges de fractures et les articulations ouvertes : aussi la mobilité anormale commence à disparaître dans ces différents points. On revient au pansement phéniqué.

Les 3-15. La suppuration est très-abondante; on reprime chaque jour les bourgeons charnus avec le nitrate d'argent. Même traitement.

Les 15-30. Rien de particulier à noter. L'index est cicatrisé ainsi que l'auriculaire. On enveloppe l'annulaire dans un linge cératé et on fait chaque matin le pansement phéniqué.

1er-20 octobre. La plaie se cicatrise rapidement.

Le 29. Le blessé quitte l'Hôtel-Dieu.

OBSERVATION IV.

Bouillaud (Jean), **41** ans. Constitution bonne.

13 juillet. Cet homme a eu la main gauche saisie par le tambour d'une machine à battre. Trois doigts sont intéressés : l'annulaire, le médius et l'index. La peau de la face dorsale des trois doigts cités est arrachée dans toute leur étendue ; les tendons de leurs extenseurs apparaissent au fond de la plaie et sont mêlés à des caillots de sang. On constate de plus par la mobilité anormale une fracture de la dernière phalange de l'annulaire et de l'index et une fracture des deux dernières phalanges du médius.

Traitement. — Compresses d'eau froide renouvelées toutes les deux heures.

Le 14-16. L'état du blessé est excellent; l'appétit est très-bon; la douleur est presque nulle. La peau est peu chaude; t. 37°5; p. 70. On voit dans la plaie des débris de tendons de tissu cellulaire, de caillots de sang offrant l'aspect d'un magma grisâtre. On lave la plaie chaque matin et on continue les compresses d'eau froide.

Le 17. T. 37°5; p. 72.

Le 18. Le pourtour de la plaie est rouge, tendu et douloureux. P. 92; t. 37°9. On remplace les compresses par de larges cataplasmes.

Le 19. La rougeur et la tension existent toujours. T. 38°2; p. 92.

Le 20. T. 38°; p. 90. Même traitement.

Le 21. T. 37°9; p. 90.

Le 22. T. 37°5; p. 80. Le pourtour de la plaie n'est ni rouge ni douloureux. On fait un pansement phéniqué et on engage le blessé à sortir au soleil.

Le 23-29. L'appétit de notre malade redouble ; son visage est plus gai. De petites esquilles se détachent des phalanges ; d'énormes bourgeons charnus recouvrent la surface de la plaie ; on place entre chaque doigt un linge cératé. On continue le pansement phéniqué.

Le 29-30. Le blessé s'est exposé à un changement brusque de température. T. 37°9 ; p. 96. Les bords de la plaie sont rouges, tuméfiés et douloureux. On revient aux cataplasmes.

1er août. T. 37°8 ; p. 90.

Le 2. T. 37°8 ; p. 96. Même traitement

Le 3-10. T. 37°5 ; p. 76. La rougeur et la tuméfaction ont disparu. On fait de nouveau le pansement phéniqué. Les tendons extenseurs se sont sphacelés en partie, mais ce qui en reste est englobé sous les bourgeons charnus qui recouvrent les parties dénudées et aussi enveloppent les différents siéges de fracture. Les artères collatérales des doigts ont été respectées ; la cicatrisation marche rapidement.

Le 16-25. On continue le pansement phéniqué en ayant soin d'envelopper chaque doigt dans un linge cératé. La mobilité anormale commence à disparaître dans les différents points fracturés.

Le 26-31. Rien de particulier à noter.

1-4 septembre. Les deux dernières phalanges de l'annulaire et de l'index, qui étaient fracturées, sont redevenues solides et la citrisation est presque complète. Les deux phalanges du medius, qui étaient aussi fracturées, ne sont pas encore complètement solides.

Le 20. Le blessé sort guéri.

OBSERVATION V

Renaud (Célestin), 23 ans.

19 août. C'est encore la main gauche de ce jeune homme qui est intéressée : la face dorsale est intacte ; quatre doigts sont contus. Sur l'index, on trouve des fractures comminutives dans toute l'étendue et une fracture complète de la première phalange. Le

médius, l'annulaire et l'auriculaire ont les trois phalanges fracturées. De plus, l'articulation de la première avec la deuxième phalange de l'annulaire est ouverte et les surfaces articulaires font
saillie dans la plaie. Douleur presque nulle.

Traitement. — On lave la plaie à grande eau pour la débarrasser
des caillots de sang et des corps étrangers. — Compresses d'eau
froide.

Le 20. Rien de particulier à noter.

Le 21. Elimination de peau et de tissu cellulaire sphacelés ; la
douleur est presque nulle. L'état général est excellent ; t. 37°5; p. 70.

Le 22. Le jeune blessé ne souffre nullement. La plaie marche
très-bien ; elle offre toujours un aspect gris jaunâtre dû à la réu-
nion de caillots sanguins, de tendons extenseurs déchirés, de tissu
cellulaire et de lambeaux de peau sphacelés. T. 37°5; p. 68.

Traitement. — Lavages avec solution phéniquée au 100e ; compresses trempées dans la même solution.

Le 23. T. 37°9 ; p. 80, le pourtour de la plaie est rouge et douloureux. On enveloppe la main de cataplasmes.

Le 24. T. 37°9 ; p. 80. L'aspect de la plaie est la même qu'hier ;
sur les bords, on trouve seulement des traces de lymphangite. De
petites esquilles osseuses s'éliminent sur l'annulaire, le médius,
et l'auriculaire. Les bourgeons charnus commencent à devenir
rouges et saillants. — On continue les cataplasmes.

Le 25. T. 37°8 ; p. 76.

Le 26-28. T. 37° 5', T. 70. La rougeur et le gonflement
des bords de la plaie ont complètement disparu. On fait un pansement phéniqué.

Le 28-31. La suppuration est très-abondante ; les bourgeons
charnus sont très-saillants ; les différents siéges de fractures commencent à devenir solides. Elimination de parcelles osseuses.
L'articulation de la première avec la deuxième phalange du doigt
annulaire se recouvre de bourgeons charnus. Le malade a un peu
de diarrhée.

1-2 septembre. La plaie va toujours très-bien ; les bourgeons
charnus sont très-rouges et très-saillants. Elimination de fragments osseux. Les doigts blessés pendent dès qu'on soulève la main ;

le blessé peut cependant exécuter des mouvements d'extension
Pansement phéniqué.

Le 3-8. Le tissu cicatriciel commence à se rétracter, et pour que les doigts n'adhèrent pas les uns aux autres, on interpose des linges cératés.

Le 9-15. La plaie a toujours bon aspect; on réprime les bourgeons charnus avec le crayon de nitrate d'argent.

Le 15-30. Rien de particulier à noter.

1-15 octobre. Les doigts sont toujours très-gros et raides. Le blessé les fléchit un peu sur la main.

Le 16. Sortie.

OBSERVATION VI

(Communiquée par M. Dayot.)

Pierre Viel, 40 ans. Constitution bonne.

2 août. Cet homme raconte qu'il venait de recevoir la batteuse et qu'il était monté sur une chaise pour mieux juger du mouvement du volant. A un moment donné, il se porte trop sur un des côtés de la chaise, la fait basculer et tombe. Son bras glisse dans le tambour et est saisi par le volant qui était en marche, mû par la rapidité qu'imprimaient deux chevaux lancés au trot. Ceux-ci sont arrêtés, un levier est passé dans le rayon de la roue grâce à la présence d'esprit du garçon ; la main seule est broyée.

Il y a une fracture du radius à 3 centimètres au-dessus de l'articulation et une du cubitus à 7 centimètres au-dessus. Contusion énorme.

Ce qui est à considérer, c'est le broiement de la main ; toutes les phalanges sont brisées, la peau est coupée au niveau de chaque fracture ; on voit çà et là quelques fragments de tendons qu'on reconnaît à leur aspect nacré. Une dizaine d'esquilles sont enlevées constituées par des fragments plus ou moins volumineux. Des extrémités de tendons étirés sont coupées.

Traitement. — Malgré cet énorme délabrement, M. Dayot se décide à ne rien faire de plus et à soumettre le malade à l'irrigation continue.

Le 6. Réaction modérée; léger gonflement; douleur un peu vive ; peu de fièvre.

Le 10. Lymphe plastique très-épaisse ; début de suppuration de bonne nature ; pas de fièvre ; bon appétit.

Le 20. Ablation de trois esquilles; suspension de l'irrigation continue. On met sur la main un pansement simple et on la recouvre ensuite d'un cataplasme froid qu'on arrose de temps en temps.

Le 26. On continue le pansement simple; développement d'énormes bourgeons charnus; on rectifie la position des doigts.

11 septembre. L'état de la plaie est excellent. Quelques doigts tendent à se contourner, l'index et l'annulaire surtout. On applique de petites attelles qu'on maintient à l'aide de bandelettes de diachylon.

13 octobre. Résultat très-beau et étonnant. Les doigts sont gonflés surtout entre les fractures.

Le 25. La cicatrice est complète.

OBSERVATION VII

(Communiquée par M. le Dr Dayot.)

Julien Rigault, 46 ans. Constitution robuste.

15 août. Cet homme engageait les gerbes de blé : l'une d'elles, plus grosse et plus solidement liée, ne peut s'engager dans l'ouverture du tambour, et, dans l'effort qu'il fait avec la main, surmonte trop facilement la résistance et engage sa main gauche sous le tambour. Elle est broyée jusqu'au poignet.

Sous l'influence de la résistance qu'oppose l'individu, et grâce à l'effort musculaire qu'il produit, il se dégage. Ses tendons fléchisseurs et extenseurs, les fléchisseurs surtout, sont étirés d'une façon extraordinaire. L'un d'eux reste enroulé autour du poignet et est pris pour une ficelle. Ce n'est qu'en essayant de le couper qu'on s'aperçoit que c'est un tendon : il mesure 31 centimètres de longueur, il est cylindrique et d'un plus petit diamètre dans toute sa longueur.

Les autres ont 8 à 15 centimètres de longueur ; quelques-uns à leurs extrémités sont frangés et présentent une série de petites lanières plus ou moins étroites.

Traitement. — On soumet le malade à l'irrigation continue.

Le 16. Le blessé souffre un peu dans sa main ; les bords de la plaie sont légèrement gonflés.

Le 17. La douleur a disparu, la plaie a bon aspect et l'état général de notre blessé est excellent.

Le 21. La suppuration s'établit franchement ; les bourgeons charnus commencent à se développer ; pas de fièvre.

Le 30. Des eschares de peau, de tissu cellulaire, des esquilles tombent. On suspend l'irrigation continue. On met sur la plaie des plumasseaux de charpie imbibés d'une solution phéniquée au 100° et on recouvre ensuite le tout d'un cataplasme froid qu'on a soin d'arroser de temps en temps.

Le 31. Il y a eu un peu de douleur à la suite du nouveau pansement ; la plaie a un très-bon aspect et se comporte très-bien.

Résultat. — Conservation du pouce et de la première phalange de l'index. Perte complète des autres doigts ; nécrose du troisième métacarpien. Guérison au bout de trois mois et demi.

OBSERVATION VIII

(Communiquée par M. le Dr Dayot.)

Besnard Joseph, 25 ans. Constitution bonne.

10 septembre. Ce jeune homme, sentant sa main gauche [prise par le tambour d'une batteuse, a fait un effort pour la dégager et son pouce a été presque complètement arraché. Le premier espace interdigital est ouvert largement jusqu'à l'articulation du poignet qui, elle aussi, est intéressée. Les ligaments sont arrachés, et le pouce pendant n'est plus retenu que par une lanière de peau qui est disséquée jusqu'à l'apophyse styloïde du radius. C'est là le pédicule de tout le pouce détaché avec une partie de l'éminence Thénar. Donc les parties molles sont broyées, arrachées plutôt que coupées, et cependant tout le premier espace interdigital est séparé jusqu'au delà de l'articulation du trapèze. Les autres doigts sont broyés également, et pour l'annulaire et le petit doigt, les deux dernières phalanges sont réduites en bouillie.

Traitement. — On rapproche le pouce de l'index, c'est-à-dire qu'on réunit les deux lèvres contuses déchiquetées de cette plaie qui mesure toute la hauteur du premier espace interdigital.'

Quelques tours de bandelettes de diachylon soutiennent le tout, et le malade est placé sous l'irrigation d'eau froide.

Le 11. Le malade qui ne ressentait que de l'engourdissement dans sa main, a éprouvé cette nuit une douleur très-vive. La plaie a du reste bon aspect.

Le 12. Il y a un peu de réaction inflammatoire, le pourtour de la plaie est légèrement gonflé ; pas de fièvre, pas de douleur. Le malade a un peu moins d'appétit.

Le 16. La lymphe plastique est devenue très-épaisse ; bourgeons charnus rouges et saillants.

16-25. Rien de particulier à noter ; la plaie se comporte très-bien.

Le 26. Le pouce est recollé et sa conservation assurée ; les deux dernières phalanges du petit doigt sont tombées ; la dernière de l'annulaire s'élimine ; les autres doigts vont assez bien.

Traitement. On suspend l'irrigation continue; on recouvre la main de larges cataplasmes froids arrosés d'eau chlorurée, à cause de la fétidité de la plaie.

Le 30. La plaie offre un aspect très-beau, et on la recouvre d'un pansement simple phéniqué.

Le pouce surtout est dans d'excellentes conditions ; et, si la suppuration est abondante, elle est de bonne nature.

20 novembre. Le résultat obtenu est vraiment beau ; la plaie est complètement cicatrisée. Le blessé quitte l'hôpital ; sa main, quoique mutilée, pourra encore lui rendre de grands services.

COMPLICATIONS.

Au point de vue des complications, les solutions de continuité, produites par les machines à battre, rentrent dans la loi générale des plaies contuses : aussi, croyons-nous inutile de décrire ici tous les accidents des plaies en général.

Nous parlerons seulement des complications qui sont plus particulières aux traumatismes dont nous essayons l'étude.

Presque toujours, ainsi que nous l'avons vu dans les observations déjà citées, les plaies qui nous intéressent sont compliquées d'angioleucite. Tantôt l'apparition en est marquée par des symptômes généraux graves : frissons répétés, céphalalgie, prostration des forces, perte d'appétit; tantôt au contraire, la maladie s'établit localement d'une façon lente et insidieuse.

« Cette différence dans le début et la marche de l'angioleucite correspond, suivant toute apparence, à des différences dans la nature de l'élément septique absorbé par les lymphatiques et cause de leur inflammation. » (Dolbeau, cours de pathologie chirurgicale 1876.)

Les symptômes locaux de l'angioleucite se montrent bientôt. Le premier et le plus important est la rougeur qui quelquefois est diffuse, mais le plus souvent sous forme de stries, de traînées étroites et sinueuses dessinant sur la peau le trajet anatomique des troncs lymphatiques. Bientôt les bords de la plaie deviennent tuméfiés; enfin partout où se montre la rougeur, il existe une douleur plus ou moins vive s'exaspérant par la pression et une élévation réelle de la température locale.

Ordinairement cette angioleucite se comporte très-bien et l'application de larges cataplasmes pendant deux ou trois jours suffit pour faire disparaître les phénomènes locaux et généraux précités.

L'angioleucite prépare les voies à l'érysipèle, mais comme cette complication est commune à toutes les plaies que nous voyons dans les hôpitaux et nullement particulière aux cas qui nous intéressent, nous ne faisons que la mentionner.

Un accident moins fréquent, il est vrai, mais beaucoup plus grave et d'autant plus inquiétant qu'on le voit se renouveler souvent dans le cours de la cicatrisation des plaies mentionnées ci-dessus, est l'hémorrhagie secondaire. La perte de sang, au moment de l'accident, est, comme nous l'avons dit plus haut, le plus souvent, très-peu considérable.

Quelques jours se passent ainsi et ce n'est que vers le septième jour environ, c'est-à-dire lorsque la plaie s'est débarrassée de ses parties mortifiées et que les escharres sont tombées, que l'on voit survenir l'écoulement sanguin. Cette hémorrhagie est quelquefois très-difficile à arrêter et elle se repète souvent avec une fréquence désespérante.

Pour en expliquer le mécanisme, nous ne pouvons mieux faire que de répéter les paroles que nous avons entendues au cours du professeur Dolbeau.

« Dans les plaies de la main, le mécanisme de la répétition de l'hémorrhagie, est dû à la structure de ces artères dans laquelle l'élément musculaire entre pour une très-forte part et prédomine sur l'élément élastique. Il résulte de cette particularité de structure que l'artère coupée ne subit pas un simple rétrait élastique, retrait qui serait permanent comme la propriété dont il dépend; elle est le siége de contractions musculaires dont le caractère est d'être intermittentes et de subir des influences très-diverses, telles que celles du froid, de la compression par le pansement, etc. Par suite, voici ce qui se passe : le bout artériel après avoir donné plus ou moins longtemps et abondamment, se contracte ; cette contraction en ferme la lumière et le sang s'arrête ; la contraction cesse, le sang repart ; elle se reproduit, il s'arrête de nouveau. On conçoit que dans ces conditions il ne puisse pas se former de caillot solide. » (Dolbeau, cours de pathologie chirurgicale 1876.)

Ces hémorrhagies sont toujours d'un pronostic fâcheux, car elles affaiblissent le malade et le prédisposent à une complication encore plus grave, l'infection purulente.

Nous citerons deux observations de blessés chez lesquels les hémorrhagies ont été très-abondantes et très-répétées.

OBSERVATION IX

Foliot Pierre, 38 ans. Bonne constitution.

10 août. Cet homme est entré à l'hôpital avec une plaie contuse de la main gauche produite par une batteuse. Deux doigts seulement (petit doigt et annulaire) sont intéressés depuis le milieu de la première phalange jusqu'à leur extrémité. La peau est déchirée et décollée dans toute l'étendue de la face dorsale et laisse voir les tendons extenseurs; les phalanges des deux doigts affectés sont fracturées : on constate de la mobilité anormale.

On observe aussi deux petites excoriations sur la face dorsale de la main. Le malade n'a pas perdu beaucoup de sang ; la douleur n'est pas très-vive ; le blessé ressent plutôt de l'engourdissement dans la maiu.

Traitement. — On enveloppe la main dans des compresses d'eau froide que l'on a soin de renouveler toutes les deux heures.

Le 11. Rien de particulier à noter ; la nuit a été très-bonne.

Le 12. La douleur est presque nulle ; il y a un peu de rougeur et de gonflement au pourtour de la plaie. Des eschares de peau, de tendons, de tissu cellulaire et de caillots de sang donnent à la plaie un aspect gris jaunâtre. T. 37° 5, p. 72.

Le 13. T. 37° 8', p. 90. Les bords de la plaie sont rouges et tendus ; l'angioleucite se manifeste par de petites stries rouges ; perte de l'appétit.

Traitement. — On remplace les compresses d'eau froide par de larges cataplasmes.

Le 14. La douleur et la rougeur diminuent. T. 37° 6', p. 80 ; le blessé a un peu plus d'appétit, la plaie a un bon aspect.

Le 15. T. 37° 6', p. 78. Même traitement.

Le 16. On supprime les cataplasmes ; on lave la plaie avec l'eau phéniquée ; on la recouvre de plumasseaux de charpie imbibés de la même solution.

Le 17. Il y a eu un peu de douleur à la suite du nouveau pansement. — Le malade sort un peu au soleil.

Les 18-19. L'état local de la plaie est excellent et les symptômes généraux sont aussi très-bons.

Le 20. Hier soir le blessé a été pris d'un frisson très-fort qui a duré deux heures. La plaie est devenue grisâtre et est entourée d'un cercle rougeâtre. On revient aux cataplasmes.

Le 21. La rougeur diminue, des esquilles se détachent des phalanges.

Le 22. Les symptômes inflammatoires ayant disparu, on revient au pansement simple phéniqué. On ouvre sur le dos de la main deux petites collections de pus qui ont fusé dans une étendue de trois ou quatre centimètres.

Le 23. L'état local est bon ; l'état général laisse à désirer : le malade a perdu l'appétit et ressent de petits frissons.

Les 23-25. Tout le bras est tendu et rouge et fait craindre un phlegmon. Application de larges cataplasmes.

Le 25. La rougeur et la tension diminuent. Une petite hémorrhagie se manifeste au niveau de la collatérale interne du petit doigt.

Le 26. Pansement phéniqué. Nouvelle petite hémorrhagie. Frisson de deux heures.

Traitement. — Vin en très-grande quantité. Pot. Alcool 40 gr. ; Ext. quinquina, 4 gr.

Le 27. Une troisième hémorrhagie a eu lieu à deux heures du matin et une autre à sept heures (200 gr. de sang environ). Le malade est très-affaibli ; frissons répétés ; face altérée ; main tendue. A minuit cinquième hémorrhagie.

Le 28. T. 38°,9 ; P. 120 ; nouveau frisson. Nouvelle hémorrhagie ; cette fois-ci le sang coule à trois endroits et surtout aux deux excoriations de la face dorsale de la main. Celle-ci est très-tendue, dans la paume surtout : en pressant, on fait refluer le sang vers la face dorsale. A onze heures du soir, septième hémorrhagie ; P. 130 ; frissons continuels ; état désespéré. Au moment actuel, les articulations de phalanges ouvertes commençaient déjà à devenir immobiles recouvertes par les bourgeons charnus.

Le 29. Huitième hémorrhagie. Mort à neuf heures du soir.

Autopsie. — Fusées purulentes dans la paume de la main et sur la face dorsale, le long des gaînes tendineuses jusqu'à l'articulation du poignet qui est remplie de pus ; les surfaces articulaires commençaient à se nécroser ; dans toute l'épaisseur de la main il y a des fusées de pus, mais elles ne dépassent pas le poignet. Pus dans les veines radiale et cubitale et abcès métastatiques au premier degré dans le poumon.

OBSERVATION X.

Bosse (Pierre), 29 ans. Constitution délicate.

12 juillet 1876. Cet homme a eu hier la main gauche prise dans le tambour d'une batteuse. Le métacarpe a été épargné ; trois doigts seulement sont atteints dans toute leur étendue. La deuxième phalange de l'index a deux fractures comminutives ; la troisième est littéralement broyée et n'est retenue à sa place que par les tendons qui l'entourent. Sur le médius, fractures comminutives avec contusion profonde des parties molles au niveau de la deuxième et de la troisième phalange. L'annulaire est privé de sa peau dans toute son étendue ; fracture de la troisième phalange.

Traitement. — Compresses d'eau froide.

Le 13. La main est engourdie. Même traitement,

Les 14-16. Rien de particulier à noter.

Les 16-20. Le pourtour de la plaie est légèrement rouge et tendu. Les parties molles sphacelées s'éliminent ainsi que de petites esquilles.

Traitement. — On lave la plaie chaque matin avec une solution phéniquée et on la recouvre ensuite de compresses.

Le 20. Le pourtour de la plaie est rouge, tuméfié et douloureux. T. 37°,9 ; P. 90.

Traitement. — Cataplasmes.

Le 22. T. 37°,8 ; P. 90

Le 23. T. 37°,6 ; P. 90.

Le 24. T. 37°,5 ; P. 80 ; la plaie est moins grisâtre et ses bords sont moins rouges et moins douloureux.

· Le 25. On fait un pansement simple phéniqué ; le malade n'a pas d'appétit. ·

Les 25-30. Tout va bien.

1ᵉʳ août. Un frisson s'est manifesté ce matin ; sur les bords de la plaie, on voit des stries rougeâtres ; bourgeons charnus grisâtres. T. 38°,2 ; P. 100. Soif vive.

Traitement. — Cataplasmes. Pot : julep gommeux ; sulfate de quinine, 0 gr. 75 ; teinture d'aconit, 4 gr.

Le 2. T. 38°,1 ; P. 90 ; une hémorrhagie se produit (200 gr. de sang environ) ; soif vive, perte d'appétit, facies déprimé. Même traitement.

Les 3-5. Nouveaux frissons ; figure pâle et décolorée ; deuxième hémorrhagie.

Traitement. — Pot, ext. quinquina, 4 gr. ; alcool, 40 gr.

Le 6. Troisième hémorrhagie.

Les 7-15. Le blessé qui sort deux ou trois fois au soleil se trouve très-bien du grand air ; son appétit commence à revenir, ses frissons ont disparu.

Le 15-20. Le facies de notre malade est meilleur, l'appétit est excellent ; les bourgeons charnus sont redevenus très-rouges.

Traitement. — Lavages phéniqués et pansement avec la solution au 100ᵉ.

Le 21-31. La plaie redevient rouge ; les parties molles contuses (tendons, tissu cellulaire) sont éliminées depuis longtemps. Les points fracturés sont englobés par les bourgeons charnus. On recouvre chaque doigt d'un linge cératé et on met sur la main un pansement phéniqué.

1ᵉʳ-8 septembre. Le doigt annulaire est cicatrisé et les autres sont en très-bonne voie.

Le 15. Le blessé sort avec une plaie presque insignifiante.

Un phénomène que l'on rencontre quelquefois et qu'explique suffisamment le mode de production de ces plaies doit attirer un instant notre attention. Nous voulons parler des contusion profondes analogues à celles que Gerdy a signalées dans l'entorse. Ainsi, dans l'observation XI, nous les verrons remonter le long de l'avant-bras et se traduire par des ecchymoses inter-musculaires et intra-musculaires.

OBSERVATION XI.

Texier (Guillaume), 61 ans. Constitution bonne.

14 août. La main gauche de cet homme qui a été prise dans une batteuse est littéralement broyée. Depuis l'articulation du poignet qui est ouverte jusqu'à l'extrémité des doigts qui n'ont plus aucune forme, tout est reduit en bouillie. La douleur est atroce. On lave la plaie à grande eau pour la débarrasser des corps étrangers ; puis on l'enveloppe dans des compresses trempées dans l'eau à la température de la salle. Potion avec chlorhydrate de morphine, 0,03 gr.

Le 15. On ne peut songer à conserver quelque chose dans la main et l'amputation de l'avant-bras est faite au lieu d'élection. Avant l'opération, M. Dayot nous fait remarquer une rougeur assez vive le long des veines radiales remontant jusqu'au milieu de l'avant bras et il exprime des craintes pour les suites de l'opération. On fait le pansement de M. A. Guérin.

Le 16. Le malade a très-bien reposé la nuit dernière. Ce matin son état général est excellent; P. 72; la peau a sa chaleur normale.

Le 17. T. 37°,5; P. 70. Tout va bien.

Le 18. L'amputé se plaint d'avoir dans l'avant-bras une douleur qui l'a empêché de dormir. Mais comme l'état général est très-bon, on maintient le pansement.

Le 19. Douleurs toujours très-vives. Dans le courant de la soirée, cet homme est pris de délire. Les antécédents font penser à un délire alcoolique (Cet homme buvait par jour dix litres de cidre). Potion avec hydrate de chloral 3 gr.

Le 20. Le blessé a été très-agité toute la nuit; sa douleur est très-vive; T. 38°,9; P. 100. On enlève le pansement ouaté. L'avant-bras est très-rouge et très-tendu jusqu'au coude; la peau est sphacelée dans une étendue d'une pièce de cinq francs au niveau de l'extrémité inférieure de radius. Le chirurgien fait des débridements tout le long de l'avant-bras et fait mettre le membre dans un bain d'eau de son : le liquide puriforme du phlegmon s'écoule des incisions.

Traitement. — Larges cataplasmes. Pot., ext. quinquina, 4 gr.; alcool, 60 gr.

Le 21. La gangrène remonte jusqu'au coude ; délire continuel ; P. 130.

Le 22. Mort.

Autopsie. — La gangrène a remonté jusqu'à l'épaule ; on trouve du pus et des ecchymoses profondes dans l'épaisseur de l'avant-bras. Il y a du pus dans les veines humérale et cubitale.

Il est une complication que l'on rencontre très-fréquemment dans les plaies de la main en apparence les plus insignifiantes, c'est le tétanos. A plus forte raison devrait-il se rencontrer presque toujours dans les vastes plaies contuses dont nous nous occupons. Or, contrairement à ce qu'on peut penser, cet accident survient très-rarement, à tel point que nous ne l'avons pas vu une seule fois. Comment expliquer cette immunité exceptionnelle dans des délabrements aussi profonds ? Faut-il l'attribuer à la belle saison dans laquelle ces traumatismes se produisent habituellement ? A la rareté des pansements qui, renouvelés trop fréquemment, deviendraient une cause d'irri-tation ? A la position élevée de la main ?

Citons en passant l'infection purulente et disons que cette complication très-fréquente dans les hôpitaux où l'encombre-ment favorise sa production, vient souvent dans les plaies de la main enlever le blessé en très-peu de jours.

Avant de terminer cette étude, nous parlerons rapidement des suites de ces vastes plaies au point de vue de leur cicatrice. Deux mois et demi suffisent ordinairement, comme nous l'avons dit, à leur guérison ; le tissu inodulaire est alors très-gros et peu à peu il diminue de volume. Le retrait cicatriciel est quelquefois très-considérable , car le tissu cellulaire et les gaines ayant suppuré, les phalanges ayant été fracturées, les adhérences de la cicatrice cutanée auront lieu avec les tendons extenseurs et les os situés au-dessous d'elle. Ainsi s'expliquent ces cicatrices quelquefois vicieuses qui nécessitent la section d'une ou de plusieurs brides. Parfois un filet nerveux emprisonné dans ce tiss cicatriciel très-serré ou appliqué sur des saillies anguleuses de fragments osseux vicieusement consolidés occasionne, au moindre frottement, des douleurs insupportables. On est alors obligé de faire la section du nerf ou d'opérer la résection de l'os saillant.

Enfin disons en terminant que le malade une fois guéri peut voir survenir des poussées inflammatoires pour éliminer de petits fragments osseux restés après cicatrisation.

Telles sont les complications qui peuvent survenir pendant l'évolution et après la cicatrisation des plaies du membre supérieur produites par les machines à battre ; nous parlerons maintenant du traitement qu'il convient de leur appliquer.

TRAITEMENT.

Il n'entre pas dans notre cadre de parler des moyens préventifs contre ces sortes de plaies ; disons seulement qu'il serait possible et surtout humanitaire d'éloigner davantage le batteur de la machine de sa planche d'alimentation : l'imprudence et la négligence auraient alors de moins graves conséquences. Ce perfectionnement a déjà été apporté dans un grand nombre de machines ; mais nous nous étonnons de ne pas le voir se généraliser davantage.

L'accident une fois produit, quelle doit être la conduite du chirurgien ? Avant Ambroise Paré , en présence de pareils délabrements, on avait toujours recours à l'instrument tranchant, soit pour régulariser la plaie, soit pour désarticuler les doigts fortement contus, soit enfin pour faire une amputation de l'avant-bras au lieu d'élection.

Depuis ce grand maître la chirurgie devient chaque jour de plus en plus conservatrice, encouragée par les résultats surprenants qu'elle obtient.

Aujourd'hui tous les chirurgiens sont unanimes sur ce point.

« Il est vrai qu'autrefois on s'inquiétait beaucoup des accidents produits par la complication de la plaie, de dénudation, de fracture, d'attrition, d'écrasement, enfin des doigts et alors on jugeait nécessaire de pratiquer l'amputation ou la désarticulation primitives ; mais aujourd'hui que la chirurgie conservatrice possède plus de ressources, ne fût-ce que l'emploi assez général des réfrigérants et des appareils contentifs, elle a rarement recours à une opération dont la simplicité apparente n'exclut pas le danger. » (H. Larrey, Union médicale, 17 septembre 1853).

Pour nous, fidèle aux principes que nous avons reçus et aux belles guérisons que nous avons vu obtenir, nous ne nous servirons pas du bistouri dans les plaies mentionnées précédemment. Toutefois, lorsque l'articulation du poignet est ouverte, peut-être est-il préférable, dans certaines circonstances, de faire l'amputation immédiate de l'avant-bras. Pour les doigts, la règle nous paraît être sans exception. Lors même qu'ils sont complètement broyés et qu'ils sont destinés à tomber, on ne doit jamais hâter leur élimination à l'aide d'une désarticulation ou d'une amputation. Il n'est pas rare, en effet, à la suite d'une de ces deux opérations, de voir s'enflammer les gaînes tendineuses des doigts et de la paume de la main et par suite de vastes collections de pus fuser tout le long de l'avant-bras et exposer le malade aux conséquences de suppurations prolongées.

Velpeau, à ce sujet, s'exprime en ces termes dans son traité de médecine opératoire :

« Quelque facile, quelque minime qu'elle paraisse, la désarticulation des doigts n'en est pas moins assez souvent suivie d'accidents fort graves. Un homme et une femme en sont morts en 1825 et 1826 à l'hôpital de Perfectionnement ; un des malades auxquels je l'ai pratiquée en 1831, à la Pitié, a eu le même sort ; parmi ceux que j'ai amputés à l'hôpital de la Charité, il en est également mort deux. »

Denonvilliers a vu dans le service de Roux plusieurs cas de mort à la suite d'amputations de phalanges.

Il faut donc dans ces vastes délabrements des doigts user de la méthode expectante que Denonvilliers a puissamment contribué à faire prévaloir. On s'accorde, du reste, généralement aujourd'hui sur ce point, et nous pouvons encore citer, à l'appui de cette méthode, les observations que nous avons recueillies.

Maintenant qu'il est bien entendu que, dans les cas qui nous intéressent, l'on doit recourir presque exclusivement à la chirurgie conservatrice, parlons du mode de pansement qu'il convient d'employer.

On doit d'abord débarrasser la plaie de tous les corps étrangers qu'elle contient (brins de paille, grains de blé), puis après l'avoir lavée avec soin, on doit recourir aux affusions d'eau.

Hippocrate et Celse employaient les irrigations d'eau chaude ; plus tard elles tombèrent dans l'oubli.

Au XVI⁰ siècle, Ambroise Paré les remit en honneur et se traita d'une fracture de jambe avec issue des fragments par les affusions faites à la manière d'Hippocrate.

De nos jours, un grand nombre de chirurgiens modernes ont recours aux irrigations d'eau à la température de 16°.

M. Dayot, de Rennes, doit aussi à ce mode de traitement plusieurs cas de guérisons de plaies de batteuses dont nous avons rapporté trois observations.

Mais, dans la pratique civile, il est souvent difficile d'obtenir les soins et l'attention qu'exigent les irrigations continues pour être vraiment efficaces. Pour peu qu'elles soient interrompues, il se fait immédiatement une réaction inflammatoire très-vive qui peut amener les plus graves conséquences. D'autres inconvénients de l'irrigation continue sont de mouiller outre mesure le lit du malade, d'occasionner une douleur très-vive au moment où on l'établit et d'amener quelquefois la gangrène en produisant le resserrement des tissus et par suite en gênant la circulation. (A. Bérard.)

Pour ces raisons, nous aimons mieux envelopper la main dans des compresses trempées dans l'eau et qu'on a soin de renouveler toutes les deux heures, c'est-à-dire lorsqu'elles commencent à s'échauffer. Une précaution, qui est loin d'être inutile, est d'élever ensuite la main en la plaçant sur un coussin préalablement recouvert d'une toile de caoutchouc.

A quelle température faut-il employer l'eau? Nous avons toujours vu notre chef de service recommander l'eau à la température de la salle ; c'est aussi la pratique de M. Després, chirurgien de l'hôpital Cochin, dans les cas d'écrasements de doigts.

L'eau à cette douce température 15° ou 16° s'oppose à l'afflux exagéré du sang vers la partie blessée ; elle y entretient une fraîcheur modérée et diminue la douleur. L'eau froide est donc un excellent topique, le meilleur même, pendant quatre ou cinq jours dans les cas qui nous occupent.

Mais souvent, soit qu'on n'ait pas renouvelé les compresses

assez fréquemment, soit que la réaction inflammatoire ait été trop vive, on voit survenir, sur les bords de la plaie, tous les symptômes de l'angioleucite.

Il convient alors de supprimer les compresses d'eau froide et de les remplacer par de larges cataplasmes ; on peut mettre aussi pendant quelque temps la main et l'avant-bras dans des bains prolongés (M. Verneuil.)

Sous l'influence de ce nouveau traitement, on voit le plus ordinairement disparaître la rougeur et la douleur, et les bords de la plaie devenir moins tuméfiés.

Lorsque la suppuration s'est établie et que l'élimination d'eschares de peau, de tissu cellulaire et de caillots de sang donne à la plaie une odeur fétide, il convient d'avoir recours, pour les lavages à une solution phéniquée au centième. On met ensuite sur la surface dénudée un linge cératé recouvert de plumasseaux de charpie, et de compresses que l'on a soin de tremper dans la même solution. Plusieurs chirurgiens remplacent l'acide phénique par l'alcool camphré.

A quels intervalles les pansements doivent-ils être renouvelés ? A cela nous répondrons qu'ils doivent être faits le plus rarement possible pour éviter la fréquence du contact de l'air : il suffit, croyons-nous, de laver la plaie une fois le jour.

Les observations que nous avons recueillies démontrent suffisamment que, soumises à ce traitement, les plaies dont nous parlons se comportent généralement très-bien, et se cicatrisent très-rapidement.

Quant aux complications, on appliquera à chacune d'elles le traitement qui lui convient.

Disons, en terminant, deux mots du traitement général. Le régime doit être subordonné à l'état de santé ou de maladie de l'individu avant l'accident, aux circonstances dans lesquelles on le trouve placé et aux complications qui existeront.

Le blessé ne saurait prendre trop de précautions pour se garantir le plus possible des vicissitudes atmosphériques; nous en dirons autant de l'encombrement et des impressions morales vives.

Tcut le monde sait aujourd'hui que c'est sous l'influence de ces trois causes réunies que se déclarent trop souvent, dans les hôpitaux, les complications déplorables des plaies.

CONCLUSIONS.

1° Les machines à battre peuvent produire des accidents graves.

2° Les plaies par arrachement et écrasement, ainsi produites occupent presque toujours la face dorsale de la main gauche : elles ont des caractères communs qui permettent de les réunir en un groupe bien distinct.

3° Souvent compliquées, elles sont aussi à craindre à cause de leurs cicatricés qui sont quelquefois vicieuses.

4° Le traitement qui est essentiellement basé sur la chirurgie conservatrice consiste au début en irrigations continues ou mieux dans l'application de compresses d'eau froide. Plustard, on emploie les cataplasmes et le pansement simple soit à l'acide phénique, soit à l'alcool camphré.

QUESTIONS

Anatomie et Histologie. — Structure et développement des os.

Physiologie. — Du sperme.

Physique. — Des leviers, application à la mécanique animale.

Chimie. — De l'isomorphisme, de l'isomérie et du polymorphisme.

Histoire naturelle. — Etude comparée du sang, du lait, de l'urine et de la bile dans la série animale, procédés suivis pour analyser ces liquides.

Pathologie externe. — Anatomie pathologique des anévrysmes.

Pathologie interne. — Des complications de la rougeole.

Pathologie générale. — Des kystes.

Médecine opératoire. — Des différents procédés de réduction des luxations de l'épaule.

Pharmacologie. — Quelle est la composition des sucs des végétaux ? Quels sont les procédés le plus souvent employés pour les extraire, les clarifier et les conserver ? Qu'entend-on par sucs extractifs acides, sucrés, huileux, résineux ou laiteux ? Quelles sont les formes sous lesquelles on les emploie en médecine?

Thérapeutique. — Des sources principales aux-quelles se puisent les indications thérapeutiques.

Hygiène. — Du tempérament.

Médecine légale. — Exposer les différents modes d'extraction et de séparation des matières organiques pour la recherche des poisons.

Accouchements. — Du bassin à l'état osseux.

Permis d'imprimer :

Vu : le Président de la Thèse, Le Vice-recteur de l'Académie

BALL. A. MOURIER.

Paris. A. PARENT, imprimeur de la Faculté de Médecine, rue Mr-le-Prince, 31.